Dr M. MEYNADIER

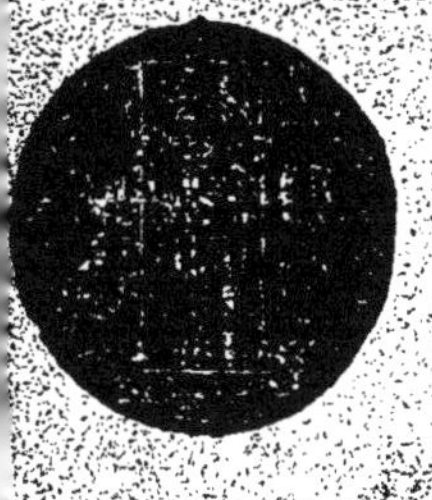

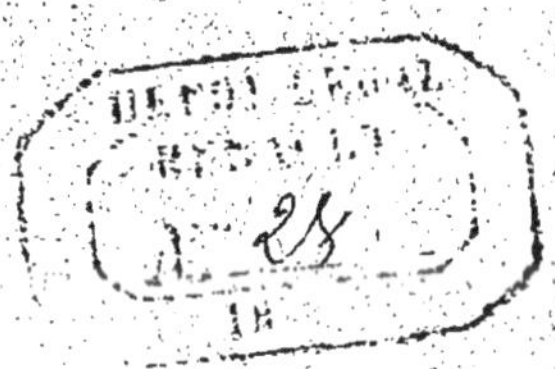

Contribution à l'Etude DES Tumeurs Primitives du Bassinet et de l'Uretère

MONTPELLIER
Firmin, Montane et Sicardi

CONTRIBUTION A L'ÉTUDE

DES

TUMEURS PRIMITIVES

DU BASSINET ET DE L'URETÈRE

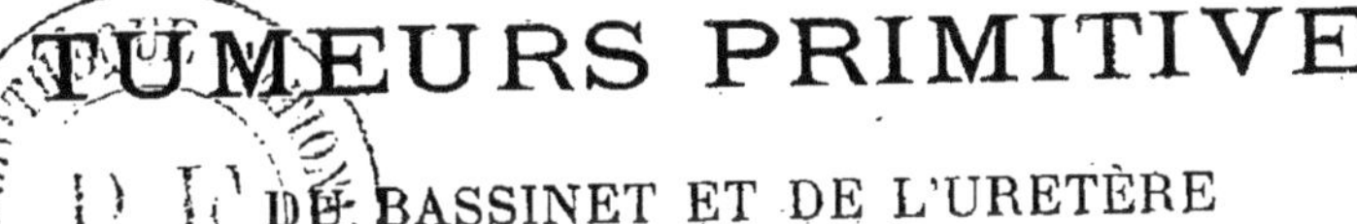

A MON PÈRE ET A MA MÈRE

Témoignage de gratitude et de reconnaissance filiales.

A MES SŒURS

A MES FRÈRES

M. MEYNADIER.

A MA TANTE

ET

A MON ONCLE LE DOCTEUR CHARLES ROUX

CHEVALIER DE LA LÉGION D'HONNEUR

Faible gage de mon affection.

A TOUS MES PARENTS

M. MEYNADIER.

A MON MAITRE

LE DOCTEUR NOEL MARTIN

CHIRURGIEN EN CHEF A L'HOPITAL CIVIL DE CONSTANTINE

Témoignage de profonde reconnaissance vour la grande sollicitude qu'il n'a cessé de me témoigner.

A MES MAITRES DE L'HOPITAL CIVIL DE CONSTANTINE

A MES MAITRES DE LA FACULTÉ DE MONTPELLIER

M. MEYNADIER.

A MES AMIS

LES DOCTEURS JEAN ET RAOUL FIOLLE

A MES CAMARADES D'INTERNAT

LES DOCTEURS FRED. LAURENT, H. DELLYS

ET P. ARRIGHI

A TOUS MES AMIS

M. MEYDADIER.

A MON PRÉSIDENT DE THÈSE

MONSIEUR LE PROFESSEUR TÉDENAT

PROFESSEUR DE CLINIQUE CHIRURGICALE

CHEVALIER DE LA LÉGION D'HONNEUR

M. MEYNADIER.

AVANT-PROPOS

Si nous éprouvons aujourd'hui une douce satisfaction d'être arrivé au terme de nos études, nous sommes aussi particulièrement heureux de pouvoir remercier tous ceux qui s'intéressèrent à notre éducation médicale.

Nous eûmes l'avantage de commencer nos études à Marseille ; que les Maîtres de cette Ecole veuillent bien accepter ici l'expression de notre vive gratitude.

A l'Hôpital de Constantine, nous fûmes successivement l'interne de MM. les docteurs Leroy et Gallet, qui furent toujours pour nous des chefs bienveillants et éclairés.

Nous garderons le meilleur souvenir de notre passage, lors de l'épidémie de typhus de l'été de 1909, dans le service des maladies contagieuses que le docteur Morsly dirige avec tant de compétence et de dévouement.

Nous avons fait le meilleur profit des conseils de ces maîtres éminents : qu'ils acceptent ici l'hommage de notre reconnaissance.

Le docteur Noël Martin, dont nous fûmes enfin l'interne, ne fut pas seulement le maître éclairé ; il fut aussi pour nous un véritable ami. Aussi, nous sommes heureux de lui adresser ici nos remerciements les meilleurs pour les nombreuses marques d'intérêt qu'il n'a jamais cessé de nous prodiguer.

M. Martel, pharmacien en chef, nous ouvrit largement son laboratoire ; nous l'en remercions bien vivement.

Nous remercions aussi le docteur Liagre, membre de la Commission administrative, et M. Champion, directeur de l'Hôpital, qui, grâce à leur bienfaisante et paternelle administration, réalisèrent avec l'internat une entente cordiale inconnue avant eux.

Que M. le professeur Tédenat veuille bien agréer ici l'hommage de notre reconnaissance pour le très grand honneur qu'il nous fait en acceptant la présidence de notre thèse.

Montpellier, le 25 juillet 1911.

CONTRIBUTION A L'ÉTUDE

DES

TUMEURS PRIMITIVES

DU BASSINET & DE L'URETÈRE

HISTORIQUE

Il y a peu de temps encore, les néoplasmes du bassinet et de l'uretère étaient considérés comme des raretés. Le diagnostic en était jugé presque impossible. Elles constituaient alors des trouvailles opératoires ou nécropsiques. Aussi leur histoire est-elle relativement récente. Albarran et Imbert citent, dans leur traité des tumeurs du rein, deux cas où le diagnostic put être porté. Ce sont vraisemblablement là les premiers. Depuis, les procédés d'investigation étant devenus plus précis et plus nombreux, la connaissance de ces néoplasmes est devenue sinon facile, du moins fréquente.

Dernièrement encore, les docteurs Jean et Paul Fiolle (1) publiaient un cas de papillome du bassinet où

(1) Escat et Fiolle, Marseille méd., 1910.

le diagnostic put être porté par le professeur Escat, sans le secours du cathétérisme urétéral. De même que pour la symptomatologie, il semble que, désormais, l'étiologie et la pathogénie des propagations aient été fixées depuis les travaux de Pantaloni (1), de Shattock, Walsham, Moore et Wilks (2). de Meelsen (3), d'Oraison (4).

Il semble aussi, toutefois, que certains points, tels que le traitement de l'uretère dans le cas de papillome limité au bassinet, ont été négligés dans les travaux parus et c'est là, croyons-nous, qu'il nous convient d'insister ici.

---

(1) Pantaloni, Arch. prov. de chir., 1899.

(2) Shattock, Walsham, Moore et Wilks, Brit. Med. jour., 1888.

(3) Meelsen, Ingleis Beitr., 1888.

(4) Oraison, Gaz. hebd. des Sc. méd. de Bordeaux, 1905.

ETIOLOGIE

Les tumeurs du bassinet et de l'uretère sont relativement rares. Mais cette rareté, quoique réelle, s'explique surtout par le fait que ces néoplasies sont souvent méconnues et que leurs caractères, leur évolution se rapprochant sensiblement de celles d'autres affections urinaires, le diagnostic est rarement porté.

Sauf les cancers mésodermiques qui constituent l'exception dans la statistique de ces tumeurs et qui se rencontrent surtout chez les enfants, ces néoplasmes sont des tumeurs d'adultes. C'est de trente à cinquante ans qu'on a le plus souvent l'occasion de les observer. Elles atteignent en même proportion les deux sexes. Les tumeurs limitées au bassinet sont relativement assez nombreuses, au contraire des néoformations urétérales, très rares. Richter, dans un travail récent, ne comptait que 10 observations parues de cancers urétéraux. Les tumeurs les plus fréquentes sont celles qui, à un moment de leur évolution, siègent au niveau de l'un ou de l'autre de ces deux organes.

Causes prédisposantes. — Il semble que, dans presque tous les cas, la néoplasie est secondaire à un état pathologique préexistant. Il apparaît que c'est sous l'influence d'une irritation continue que se forment ces tumeurs.

Les auteurs anglais, et principalement Shattock, Walsham, Moore et Wilks, ont admis comme cause principale prédisposante la lithiase, et, de fait, l'étude des cas publiés montre la coexistence de calculs rénaux dans 15 p. 100 des observations (1). Meelsen et Jona ont invoqué la coexistence des néoformations pyéliques ou urétérales. Dans le cas observé par Fiolle on pouvait constater la présence d'un rétrécissement à l'union de l'uretère et du bassinet. Tout porte à croire que, là comme ailleurs, la tumeur est secondaire et que l'irritation chronique est bien la cause initiale de la néoformation.

---

(1) Les tumeurs papillaires du bassinet et de l'uretère, par le professeur Albarran. — Journal des praticiens, 1er sept. 1908.

ANATOMIE PATHOLOGIQUE

Les tumeurs du bassinet et de l'uretère coexistent si fréquemment que l'on ne saurait les étudier séparément.

Ces tumeurs au point de vue de leur origine appartiennent à deux catégories distinctes.

Les unes ont une origine épithéliale, les autres mésodermique.

a) *Néoplasmes épithéliaux.* — Ces tumeurs ont elles-mêmes des différences très grandes au point de vue de leur structure, de leur malignité, de leur tendance à la généralisation.

Trois sortes de tumeurs épithéliales sont à distinguer :

1° *Des papillomes.* — Les plus fréquents (la moitié des cas). Le siège en est variable, mais, en règle générale, c'est à peu près toujours sur le bassinet que l'on rencontre le siège initial. De là, le papillome peut s'étendre aux autres organes.

Le volume de ces tumeurs est essentiellement variable, tantôt réduit à un très petit volume, comme dans le cas que relate Bazy (1), il est formé de petites villosités qui,

(1) Bazy. Papillome du bassinet du rein gauche (Bulletin et Mém. Soc. Chir., Paris, 1906).

placées dans l'eau, se montrent sous la formes d'arborescences pédiculées, tantôt, au contraire, il est constitué de grosses masses molles et villeuses. En général, ces tumeurs sont des néoplasies villeuses rouges ou grisâtres, friables, aisément saignantes.

La propagation ne se fait que rarement par les lymphatiques.

Il est très rare, en effet, au cours de néphrectomie pour papillome, de rencontrer des noyaux ganglionnaires indurés.

Cette propagation semble plutôt se faire d'une façon spéciale et sur laquelle il importe, croyons-nous, d'insister.

On voit, en effet, des îlots néoplasiques secondaires situés soit dans le rein, soit sur l'uretère supérieur ou inférieur, qui ne se rattachent par rien à la tumeur qui leur a donné naissance. Il est à peu près démontré que la propagation se fait alors par de véritables greffes à distance. Les bourgeons papillomateux, emportés par le cours de l'urine, viennent se fixer aux points où ce cours est gêné, c'est-à-dire au niveau des rétrécissement normaux principaux de l'uretère, l'un à la partie supérieure, l'autre à la partie inférieure du conduit, et c'est, en effet, à ce niveau que s'observent les plus fréquentes repullulations. Elles peuvent même atteindre la vessie.

Au point de vue de leur structure histologique, ces papillomes sont composés d'une trame conjonctive ramifiée, sur laquelle s'étend, à la façon d'un vernis, la muqueuse pyélique. L'épithélium du bassinet s'épaissit par endroits, pouvant même aller jusqu'à former des adéno-papillomes. En d'autres, au contraire, il desquame, mettant à nu la trame conjonctive. Cette trame contenant des vaisseaux très délicats, on s'explique la fréquence et l'abondance des hématuries au cours de cette affection.

2° *Des épithéliomas papillaires.* — Ils n'ont que dans la moitié des cas le bassinet seul comme siège initial. Beaucoup plus rares que les papillomes, ils ont une structure microscopique variable ; tandis que quelquefois ils ont une forme semblable à celle des papillomes, d'autres fois, au contraire, la tumeur présente un aspect tout différent, et ce n'est que par l'examen microscopique que l'on peut distinguer les villosités qui la constituent.

Au point de vue de leur structure histologique, mêmes différences ; tantôt ce sont des papillomes avec, en certains points, des infiltrations épithéliales, tantôt ce sont des néoplasies épithéliomateuses cylindriques.

Le mode de propagation diffère essentiellement de celle des papillomes : elle se fait plus souvent par voie lymphatique que par greffe ; et l'on voit fréquemment un envahissement ganglionnaire ou viscéral épithéliomateux.

Cependant, la propagation par greffe ou continuité a été fréquemment observée.

On peut observer toutefois la transformation de papillomes en épithéliomes, et les observations d'Israël, de Battle, de Pantaloni, de Reynes et de Roux de Lausanne, ne laissent aucun doute à cet égard. Albarran et Drew ont pu même constater sur un même bassinet la présence d'un papillome simple avec à côté des îlots ayant dégénéré en épithéliome.

3° *Epithéliomas non papillaires.* — Assez rares, se présentant sous la forme de nodosités infiltrant les parois du bassinet ou de l'uretère. On n'observe pas dans ce cas de propagation par greffe. Essentiellement malignes, elles donnent souvent naissance à des métastases cancéreuses, origines d'un nouveau foyer de pullulation néoplasique.

Au point de vue de leur structure, ce sont tantôt des

carcinomes alvéolaires, tantôt des épithéliomas cylindriques et plus rarement pavimenteux.

4° *Lésions des autres organes.* — *Reins.* — Le rein dans quelques cas est réduit à l'état d'une coque scléreuse. Il est quelquefois aussi le siège d'un îlot de développement secondaire de la néoplasie. Presque toujours il est distendu et à l'ouverture on trouve du liquide hématique ou purulent.

Vessie. — Elle présente souvent des phénomènes d'inflammation. Elle est quelquefois, surtout dans le cas de papillome, le siège d'une greffe papillomateuse, et c'est alors au niveau du méat urétéral que se fait cette greffe. Elle est ordinairement pédiculée et vient pendre dans la vessie.

Autres organes. — On constate dans le cas d'épithéliomas des métastases cancéreuses dans le foie, le poumon ou l'autre rein.

5° *Néoplasies mésodermiques.* — Beaucoup plus rares que les précédentes, elles sont l'apanage presque exclusif du jeune âge; elles ont une évolution quelquefois cavitaire et alors on constate à l'autopsie des signes de rétention rénale, d'autres fois extracavitaires ; elles peuvent alors déterminer des compressions, Histologiquement, ce sont des rhabdomyosarcomes, quelquefois des sarcomes à cellules rondes ou fusiformes. Très malignes, elles donnent fréquemment naissance à des propagations à distance, reproduisant le type de la néoplasie primitive.

SYMPTOMATOLOGIE

Les néoplasies urétérales ou pyéliques présentent entre elles de grandes différences suivant la prédominance ou, au contraire, l'absence de tel ou tel symptôme, suivant leur évolution anatomique. Mais certains grands caractères généraux qu'elles présentent, permettent une description analytique d'ensemble.

A. — Les douleurs sont quelquefois le premier symptôme. Le malade ressent alors, soit de simples pesanteurs de la région rénale, soit plus fréquemment des douleurs présentant les caractères cliniques des coliques néphrétiques. Elles peuvent aussi manquer absolument, et il n'est pas rare de voir des malades arriver au terme de l'évolution de la maladie sans présenter à aucun moment des symptômes douloureux.

B. — La tumeur, lorsqu'elle existe, n'est que rarement constituée par la néoplasie elle-même, sauf dans les cas assez rares de néoplasie mésodermique. Lorsqu'on peut par la palpation la sentir, la masse est constituée par le rein en rétention. Il s'agit non du néoplasme lui-même, mais de l'hématonéphrose ou de l'uronéphrose secondaire. Cette tuméfaction rénale peut manquer au début et même pendant tout le cours de l'affection. On conçoit très bien qu'une néoplasie pyélique petite ne gênant pas la circulation de l'urine, qu'une néoformation extracavitaire ne déterminent pas de rétention rénale. Lorsqu'elle existe, son principal caractère, qui est pour ainsi dire pathognomonique, est d'être intermittente. Palpons un jour le flanc malade, nous y trouvons un rein volumineux aisément perceptible. Faisons le lendemain le même examen, nous ne parviendrons plus à trouver l'organe : c'est qu'il s'est vidé et complètement. En face d'une hématonéphrose intermittente, portons notre attention du côté des tumeurs du bassinet et de l'uretère, et, dans la plupart des cas, le diagnostic, aiguillé dans cette direction, se trouvera être le bon. La connaissance de ce signe est très importante, car non seulement il est à peu près spécial à ces affections, mais encore il peut pendant longtemps en constituer l'unique symptôme.

C. — Les hématuries peuvent aussi, en l'absence de tout autre signe, constituer à elles seules tout le tableau symptomatique. Le malade dont l'observation est rapportée ici perdait du sang depuis quatre ans, et ce n'est qu'après cette longue période qu'il a été obligé d'interrompre de pénibles travaux. Elles manquent aussi quelquefois, mais rarement. D'autres fois au contraire, elles peuvent menacer la vie du malade par leur abondance.

Leurs principaux caractères sont d'être : 1° totales ; 2° douloureuses quelquefois (caillots provoquant le syndrome, colique néphrétique) ; 3° quelquefois intermittentes ; 4° elles ne sont pas soumises à l'influence du repos ou du mouvement.

En somme, elles présentent les caractères des hématuries survenant au cours de néoplasmes rénaux.

D. — Les *urines* sont sanglantes par périodes, comme nous l'avons vu.

On doit y rechercher, par la centrifugation, les débris

tissulaires qu'elles peuvent tenir en suspension. Il est fréquent, surtout dans le cas de papillome, d'y trouver des débris de la tumeur dont l'étude histologique aide beaucoup au diagnostic.

E. — *Par la cystoscopie et le cathétérisme des uretères*, on peut aussi quelquefois recueillir de précieux renseignements. Il n'est pas rare, surtout lorsqu'il s'agit de papillomes, de voir, au niveau du méat urétéral, de petites franges villeuses pendre dans la vessie. Elles sont agitées par chaque jet amené par les contractions péristaltiques urétérales. Il s'agit presque toujours alors d'une propagation par greffe, suivant le mode spécial que nous avons indiqué plus haut.

Si nous mettons une sonde dans l'uretère, nous pouvons quelquefois, dans le cas d'existence d'une tumeur de ce conduit, en reconnaître le siège. La sonde est arrêtée à son niveau. On peut aussi alors vider quelquefois l'hématonéphrose. Le cathétérisme urétéral permet aussi de juger l'état fonctionnel des deux reins.

F. — Les compressions viscérales sont très rares ; seules les tumeurs mésodermiques peuvent quelquefois, au cours de leur évolution, produire des accidents d'obstruction intestinale, de compression veineuse, etc.

FORMES CLINIQUES. — EVOLUTION

Les néoplasmes se présentent sous deux formes cliniques principales, suivent l'évolution intra ou extra cavitaire de la tumeur.

1° Les tumeurs extra-cavitaires sont très rares. Elles sont constituées par une partie des tumeurs d'origine mésodermique. Ce sont elles qui déterminent des accidents de compression abdominale. Elles n'ont plus les caractères de tumeurs urinaires (hématurie, hématonéphrose, etc.). Ce sont alors de véritables cancers abdominaux à évolution strictement abdominale, elles ont une marche extrêmement rapide et tuent dans un laps de temps variant entre six mois et un an.

2° Les tumeurs cavitaires, au contraire, ne déterminent pas, au cours de leur évolution, de phénomènes de compression viscérale ; elles se présentent sous des formes cliniques spéciales suivant la prédominance des symptômes, douleur ou tumeur rénale ou hématurie.

Leur évolution est évidemment variable. Tandis, en effet, qu'il n'est pas rare de voir dans le cas de papillome, l'état général se maintenir bon pendant cinq et même dix ans, au contraire, s'il s'agit d'épithélioma, la mort est fatale dans un laps de temps de un à cinq ans environ. Les tumeurs mésodermiques ont une évolution plus rapide.

DIAGNOSTIC

Le diagnostic de ces affections est extrêmement délicat; sa difficulté est encore accrue par la nécessité de connaître la nature de la tumeur, l'état du rein malade, celui du côté opposé, le développement d'îlots secondaires néoplasiques par greffes, continuité ou généralisation.

Y a-t-il une tumeur du bassinet ou de l'uretère? Souvent le diagnostic pourra être extrêmement difficile, surtout si un ou deux des symptômes principaux viennent à manquer. On peut conclure quelquefois à un calcul du rein, mais, dans ce cas, la non-cessation des hématuries par le repos, l'absence de pus, la radiographie négative peuvent nous faire écarter ce diagnostic. Toutefois, il sera encore plus malaisé, lorsqu'il y aura coexistence des deux affections.

La tuberculose rénale sera moins sujette à erreur, étant données l'absence de pyurie dans la plupart des cas de tumeur, l'inoculation négative, etc.

Les tumeurs rénales peuvent au contraire facilement donner lieu à des erreurs ; dans ce cas, le tableau clinique est souvent semblable avec hématuries, tuméfaction rénale, douleurs ; mais alors la tumeur rénale *est constante*, l'état général s'altère plus vite.

Les hématuries essentielles peuvent donner lieu à des

erreurs, et même Bazy (1), après néphrectomie et exploration digitale du bassinet, ne put découvrir un papillome de cet organe, crut à une hématurie essentielle, fit une décapsulation du rein et fut obligé de faire une néphrectomie secondaire, l'hématurie ne cessant pas.

On voit, par conséquent, que ce diagnostic est extrêmement difficile, il ne pourra souvent se faire que par exclusion.

On devra y penser toutes les fois que l'on se trouvera en présence d'une rétention rénale de cause obscure, lorsque, par la cystoscopie, on se rendra compte de la présence de touffes papillaires au niveau du méat urétéral, lorsque, par le cathétérisme urétéral, on recueillera des cellules néoplasiques.

Lorsque le diagnostic sera en suspens, il sera parfois utile de pratiquer une néphrotomie exploratrice ; mais nous avons vu qu'un chirurgien avisé comme Bazy a pu, même après ce temps, faire une erreur ; de même que dans le cas de Merle (2).

Quel est le siège de la tumeur ? — Les hématuries sans rétention doivent plutôt nous faire penser à une tumeur de la partie supérieure du bassinet ou des calices.

Au contraire, les grandes hématonéphroses doivent nous faire croire à une tumeur de l'uretère ou de la portion juxta-urétérale du bassinet.

On doit aussi rechercher le siège de la tumeur à l'aide du cathétérisme urétéral ; on conçoit l'importance que peut présenter cette partie du diagnostic au point de vue des indications opératoires.

---

(1) Bazy, *loc. cit.*

(2) Merle. Soc. Anat., mars 1908.

Quelle est la nature de la tumeur ? — Le diagnostic découle de ce que nous avons dit sur l'évolution de l'affection.

Les tumeurs mésodermiques ont une allure plus rapide, plus grave, surviennent presque toujours chez les enfants. Rapide est aussi l'évolution des tumeurs épithéliales proprement dites, tandis qu'au contraire, dans d'autres cas, les papillomes peuvent être décelés par l'allure plus lente de la maladie. L'examen histologique des détritus en suspension dans l'urine peut donner quelquefois le juste diagnostic.

Etat du rein du côté de la tumeur. — Nous pouvons nous en rendre compte quelquefois par la simple palpation du rein et c'est ainsi que, dans le cas cité ici, l'hématonéphrose intermittente observée montra par son volume et son ancienneté le peu de valeur fonctionnelle de l'organe.

D'autres fois, au contraire, nous devons avoir recours à la séparation des urines. On pourra alors se servir soit d'un séparateur, soit, mieux encore, faire le cathétérisme urétéral. Nous pourrons voir alors ce que vaut le rein au point de vue fonctionnel.

Etat du rein du côté opposé. — Le cathétérisme urétéral nous servira aussi à déterminer cet état, toutefois il est des cas, comme dans celui que nous relatons, où le rein du côté malade était considéré comme perdu au point de vue fonctionnel, et l'analyse de l'urine était bonne ; il en résultait que le rein du côté opposé était sain et fonctionnait normalement.

On conçoit alors toute l'importance qu'acquiert dans des cas pareils la notion d'un rein malade du côté opposé, notion qui rend seules nécessaires les opérations conservatrices.

Diagnostic des propagations, des métastases. — Dans le cas de greffe, le diagnostic pourra être fait par la cystoscopie et le cathétérisme des uretères. Si le cathétérisme n'a pu être fait, il sera bon d'en faire le diagnostic au moment de l'intervention, à l'aide d'un explorateur passé de haut en bas dans l'uretère ; les propagations à distance sont aisément décelées par un examen attentif.

TRAITEMENT

Il est à peu près exclusivement chirurgical. Il doit en principe consister en extirpations larges et précoces ; on doit en principe enlever la tumeur au-delà de ses limites. La seule contre-indication à cette méthode est fournie par le mauvais état fonctionnel du rein opposé.

Les indications sont variables suivant la localisation anatomique de la néoplasie.

1° *Néoplasme du bassinet seul.* — Encore deux cas à envisager ici.

a) TUMEURS A ÉVOLUTION MALIGNE (ÉPITHÉLIOMAS, SARCOMES). — Enlever le rein et toute la partie aisément extirpable de l'uretère. Rechercher et extirper les ganglions.

b) PAPILLOMES. — Ces tumeurs sont les plus intéressantes au point de vue du traitement, car ce sont les seules qui permettent vraiment d'escompter quelquefois un bon résultat. Seuls les cas où le rein opposé fonctionne mal peuvent fournir des indications pour des opérations conservatrices. Ce sont :

Le curettage du point d'implantation qui, pratiqué par Dreux, lui a donné de déplorables résultats.

La résection partielle du bassinet, que l'on peut faire accompagner d'une néphrectomie partielle, satisfait mieux l'esprit. Mais les résultats en sont malheureusement peu encourageants.

En formule générale, le *traitementde choix* est la *néphrectomie simple ou avec urétérectomie*. Cette intervention ne devra être transpéritonéale que lorsqu'on voudra faire une néphro-urétérectomie totale. En général, il vaudra mieux la faire par la voie lombaire.

L'uretère étant supposé sain, il convient de pratiquer une urétérectomie partielle. Ne pas pratiquer d'inutiles dégâts pour extirper une grande longueur de cet organe : ou bien l'urétérectomie doit être totale, ou bien il vaut mieux ne pas pratiquer de grands délabrements pour ne pas extirper en entier le conduit. Nous savons, en effet, que la propagation ou la récidive se font le plus souvent dans sa portion juxta-vésicale. Pourquoi alors faire une dangereuse intervention si nous ne devons pas exciser ce point. Dans le cas où la propagation urétérale n'est pas probable, n'enlevons donc du conduit que ce qui peut sans dégât être extirpé.

2° *Néoplasme de l'uretère seul*. — Nous n'oserons jamais conseiller des abouchements de l'uretère à la peau ou dans l'intestin après ablation d'une partie de l'organe cancéreux. La néphro-urétérectomie totale s'impose ici. Il faudra aussi quelquefois pratiquer une cystectomie partielle par la voie inguinale comme l'indique Hartmann, ou par la voie coccypérinéale proposée récemment par Fiolle.

3° *Néoplasme des deux organes*. — Un seul traitement s'impose, la néphro-urétérectomie totale avec ou sans résection vésicale.

4° *Tumeurs inopérables*. — On devra dans quelques cas assurer le cours de l'urine par une néphrostomie.

5° Les récidives comportent un traitement particulier selon leur nature.

Observation

Due à l'obligeance des docteurs Jean et Paul Fiolle

F. G..., mineur, âgé de 39 ans, entré le 11 avril 1909 à l'Hôtel-Dieu, salle Cauvière, n° 32, pour hématurie. Nous avons interrogé longuement le malade, et, ni dans ses antécédents héréditaires ni personnels, nous n'avons pu trouver de traces d'affection pouvant se rattacher à son hématurie. Ni blennorragie, ni lithiase.

Notre interrogatoire a porté alors plus profondément sur l'histoire de sa maladie.

Le malade nous a déclaré qu'il y a quatre ans, il ressentit brusquement, et pour la première fois, les atteintes de son mal ; au milieu de son travail, sans raison aucune, sans traumatisme, ni effort exagéré, il fut pris d'un brusque besoin d'uriner. Ayant satisfait à ce besoin, il s'aperçut qu'il pissait du sang presque pur, dont une partie était liquide, une partie coagulée.

Notre malade, doué d'une mentalité plutôt fruste, ne s'inquiéta pas outre mesure de cet incident et, de fait, les événements semblèrent tout d'abord lui donner raison. Les mictions deviennent de moins en moins sanglantes et l'urine finit par redevenir claire, mais cet état de choses ne dura pas. Au bout d'un mois environ, une nouvelle hématurie se produisit, absolument spontanée, avec un tableau clinique semblable à celui de la première.

Cette hématurie cessa, de même que la première, au bout de quelques jours, et pour un temps les urines redeviennent normales. Mais les hématuries se reproduisirent à nouveau ; le malade nous dit qu'il ne pouvait rester plus de trois mois sans être obligé de cesser son travail par suite du pissement du sang.

Autant que nous avons pu en juger par ce que nous disait le malade, nous avons pu déterminer, approximativement, les caractères de l'hématurie. Elle était absolument spontanée, apparaissait à toute heure de la journée et même pendant le repos complet de la nuit. Très abondante au début, où elle était constituée par une débâcle de caillots et de sang liquide, elle était totale, mélangée absolument à l'urine, et ce qui nous faisait penser encore à son origine rénale, c'est que le malade nous dit avoir remarqué dans le sang la présence de caillots longs ayant la forme de vers.

Ces hématuries étaient indolentes, accompagnées seulement d'envies impérieuses d'uriner qui ne laissaient pas le malade continuer le cours de ses occupations : elles étaient considérées par lui comme peu incommodes par suite de leur indolence, et c'est pour cela qu'il ne vint que très tardivement à la consultation des voies urinaires. Mais, cinq mois environ avant son entrée à l'hôpital, le tableau clinique vint à changer, l'hématurie d'intermittente devint continue.

Les urines étaient toujours colorées d'une petite quantité de sang, avec quelquefois des caillots, mais moins abondants que pendant les premières hématuries. Ce pissement de sang garde les mêmes caractères essentiels. L'hématurie resta spontanée, ne cédant pas par le repos, et, totale en somme, présenta les caractères d'une hématurie d'origine néoplasique.

En même temps, les phénomènes de cystalgie s'accentuèrent. La miction devint fréquente et impérieuse.

De plus, le malade commença alors à se ressentir dans

son état général de ce pissement continu de sang et il nous déclare que, depuis cinq mois, il a fortement maigri. Ces douleurs, cette hémorragie et cet amaigrissement commençant enfin à l'effrayer, il se décide à venir à la consultation des voies urinaires où son admission dans le service de clinique de M. le professeur Escat est résolue.

A son entrée à l'Hôtel-Dieu, le 12 avril 1909, nous avons longuement examiné le malade.

L'état général du patient nous semble au premier abord relativement bon. C'est un homme robuste et bien constitué. Le seul signe qui puisse déceler une souffrance quelconque de l'organisme est une anémie prononcée et le facies hématurique, l'amaigrissement et une asthénie légère.

Rien du côté des appareils respiratoire, circulatoire, nerveux et digestif.

Notre examen s'est alors particulièrement porté sur les organes génito-urinaires.

Nous n'avons trouvé rien d'anormal du côté du rein droit. Le rein gauche, au contraire, légèrement ptosé, était senti au-dessus de la fosse iliaque. Le premier jour où nous examinâmes le malade, nous nous aperçûmes que le rein avait augmenté de volume et présentait, semblait-il, des bosselures molles.

Dans la nuit qui suivit, peut-être sous l'influence des malaxations du rein, une débâcle urinaire et hématique se produisit et, le lendemain, à notre grand étonnement, ce fut avec beaucoup de difficultés que nous pûmes nous rendre compte de la position et du volume du rein. Il occupait toujours la même place, mais son volume était redevenu normal, et pendant les quelques jours qui précédèrent l'intervention, nous pûmes nous rendre compte des variations journalières du volume de ce rein. Nous n'avions pas relevé dans les antécédents du malade de coliques néphrétiques.

Nous n'avons pas pu trouver non plus du côté des uretères de signe indiquant que ces conduits fussent atteints.

La vessie fut aussi examinée, La capacité et la sensibilité sont normales, les symptômes vésicaux, fréquence, mictions impérieuses, paraissent liés aux débâcles hématuriques. Par la palpation et le toucher, nous ne pûmes pas trouver de signe de tumeur vésicale ni ne péricystite.

La prostate était de volume moyen, indolore au toucher. L'explorateur métallique introduit dans la vessie ne peut déceler la présence de calculs. L'uretère était sain et ne présentait rien d'anormal. L'urine recueillie indiquait une élimination normale, elle présentait les caractères suivants : assez riche en urée et en chlorures, elle était colorée continuellement par une assez grande quantité de sang. Par le repos et la décantation, on n'obtenait qu'une petite proportion de matériaux solides formés de petits caillots et de mucus provenant de la vessie. L'examen cystoscopique et la séparation des urines ne purent être faits par suite du défaut de moyens dans le service, dépourvu de tout à cette époque.

Mais les signes qui faisaient considérer le rein gauche comme absolument perdu, au point de vue fonctionnel, faisaient espérer qu'il existait un rein droit excrétant une quantité suffisante d'urée et de chlorures.

Au premier abord, l'opinion sur ce malade fut qu'il s'agissait soit d'un calcul, soit d'une tuberculose, soit d'une tumeur rénale. Mais l'hypothèse de calcul tomba bientôt d'elle-même devant le caractère des hématuries abondantes, spontanées et continues que le repos ne parvint pas à calmer.

De même, l'absence de pus dans les urines depuis quatre ans, l'absence d'antécédents bacillaires personnels ou héréditaires, l'état général, en somme assez bon du malade, firent bientôt écarter le diagnostic de tuberculose rénale.

Restait l'hypothèse de tumeur du rein, hypothèse la plus probable, étant donnés le caractère des hématuries, le volume du rein et l'aspect du malade ; mais l'aspect général de cet homme, l'aspect vigoureux qu'il présentait, l'absence absolue de signe de cachexie firent douter d'une néoplasie rénale maligne dont le début remontait à quatre ans.

Aussi, en dépit de la rareté de l'affection, mais s'appuyant sur les caractères de l'hématurie, les signes d'hématonéphrose intermittente, l'absence de pus dans les urines, l'état général assez bon, le professeur Escat porta le diagnostic de tumeur du bassinet à évolution lente, de forme sans doute papillomateuse, à cause même de la lenteur de cette évolution.

Devant ce diagnostic, une intervention fut décidée et, le 28 avril 1909, M. le professeur Escat opérait le malade.

Anesthésie au chloroforme. — Le malade est mis dans la position ordinaire de la néphrectomie lombaire, couché sur le côté droit, la région rénale étant bien exposée par un billot soulevant le flanc droit.

Incision cutanée et musculaire oblique en avant et en bas, partant de la douzième côte pour aller aboutir au devant de l'épine iliaque antéro-supérieure. La loge rénale est ouverte et une main explore le rein et l'isole. Le rein, ptosé, présentait une forme spéciale, bosselée à sa partie supérieure et externe, il offrait à ce niveau une consistance fluctuante.

A sa partie inférieure et interne, au contraire, on sentait une portion de consistance assez ferme, se dirigeant en bas et en dedans vers la colonne vertébrale. Cette portion volumineuse comme un rein ñormal fut prise tout d'abord pour le rein droit ; on crut tout d'abord à une anomalie, à un rein unique en croissant.

Toutefois, un examen plus complet fut fait et l'on parvint bientôt à déterminer que cette énorme excroissance était simplement formée par un bassinet épaissi, bourré par un néoplasme.

Le rein fut isolé de ses adhérences et le pédicule sectionné. Au moment où le bassinet fut isolé, l'uretère qui allait être sectionné se rompit au niveau de son abouchement avec lui. Cette rupture permit de constater à ce niveau un rétrécissement de la lumière du canal, rétrécissement qui ne laissait passer que difficilement un cathéter métallique mince. Toutefois, l'exploration par ce cathéter put montrer que l'uretère était libre et ne présentait, jusqu'à la vessie, aucune trace ainsi appréciable de tumeur. Cet organe, après ligature et cautérisation, fut donc laissé en place.

Les portions déchiquetées des tissus adipeux périrénaux furent excisés, un drain fut placé dans la cavité laissée par le rein enlevé. La suture de la paroi fut faite au catgut et aux crins.

Les suites de l'opération furent excellentes. Au bout de cinq jours, le drain fut enlevé, les urines étaient devenues claires, et lorsque, vingt-cinq jours après, le malade sortit de l'hôpital, sa plaie était cicatrisée, la cystalgie disparue, les urines claires et l'état général déjà meilleur.

Voici quelles particularités présentait la pièce anatomique :

Extérieurement, la surface rénale présentait de nombreuses bosselures fluctuantes. Le tissu rénal que l'on sent recouvrir le liquide d'une mince couche par place, semble, au contraire, être épaisse à d'autres endroits.

Le bassinet avait une consistance assez résistante. Il était, comme nous l'avons déjà vu, extrêmement augmenté de volume. Nous avons fendu le rein sur toute sa longueur et nous l'avons étalé. Le point d'abouchement du bassinet dans l'uretère. était, comme nous l'avons vu, extrêmement rétréci, l'extrémité inférieure du bassinet était normale et ne présentait aucune villosité sur une étendue de deux centimètres environ.

Au-dessus sur les parois, se voyait une tumeur énorme remplissant par son volume la cavité de l'organe ; cette tumeur était formée de végétations villeuses, rose pâle, distribuées, semblait-il, suivant une disposition topographique spéciale. Il semblait, d'après l'examen de la pièce, que la portion la plus volumineuse de la tumeur siégeait au niveau de la portion interne de la paroi du bassinet. Des propagations de moindre volume semblaient s'être faites de là à d'autres parties du bassinet. où elles formaient des îlots secondaires de développement du néoplasme, souvent réunies à la formation primitive par des traînées de petites végétations sériées ou isolées ; ces végétations représentent aussi bien des propagations par continuité que par greffe.

Le rein proprement dit était réduit à l'état d'une coque cloisonnée par des travées irrégulières. Cette coque formée de la substance rénale athrophiée ne présentait pas à certains endroits, une épaisseur de plus de trois à cinq millimètres. Elle était un peu plus épaisse en d'autres endroits.

A l'intérieur de cette coque, nous avons rencontré deux éléments : tout d'abord, un liquide uro-hématique abondant contenant en suspension quelques petits caillots et quelques détritus néoplasiques.

Enfin, nous avons rencontré sur la partie du rein proche du bassinet des malformations vraisemblab lement secondaires et propagées du bassinet à l'organe. Elles présentaient les mêmes caractères que la tumeur.

L'examen histologique de la tumeur pratiqué par M. le docteur Roux-Lacroix, chef de laboratoire à l'Hôtel-Dieu, a confirmé la nature papillomateuse de la tumeur.

En somme, nous avons pu nous rendre compte que le diagnostic était exact et que la tumeur était bien un papillome du bassinet propagé au rein.

Nous avons eu l'occasion de revoir dernièrement le malade, c'est-à-dire dix-huit mois après l'intervention, l'état de santé était excellent, les urines normales, plus rien d'inquiétant du côté des organes urinaires, l'anémie avait diparu ; il a repris son travail.

CONCLUSION

Il résulte de cette étude que : 1° Les tumeurs de l'uretère et du bassinet affectent toujours cliniquement une allure maligne quelle que soit leur structure anatomique ;

2° Que toutes ces tumeurs sont par conséquent justiciables d'interventions chirurgicales ;

3° Qu'il ne faudra pas se contenter d'interventions conservatrices qui ont toujours donné de mauvais résultats, mais, au contraire et chaque fois que l'état de l'autre rein le permettra, il faudra pratiquer la néphrectomie totale avec urétérectomie partielle ;

4° Enfin, il ne sera permis de s'attendre à une guérison définitive que dans le cas de papillome pur, toutes les autres devant fatalement se reproduire.

BIBLIOGRAPHIE

ALBARRAN. — 1° Epithélioma papillaire du bassinet. Bull. de la Soc. de Chir., 1898 ; — 2° *In* Heresco, Néoplasmes du rein. Th. de Paris, 1898 ; — 4° Le Dentu et Albarran : Papillome de l'uretère. Bull. de l'Acad. de Méd., 1899 ; — 4° Néoplasmes du bassinet. *In* Traité de Chir. Le Dentu et Delbet, Paris, 1899, vol. VIII ; — 5° Néoplasmes primitifs du bassinet et de l'uretère. Ann. des mal. des org. gén. urin., p. 701, 918, 1179 ; — 6° Adénome de l'uretère. Bull. de la Soc. de Chir., juill. 1902 ; — 7° Tumeurs du bassinet et de l'uretère. *In* Traité des tumeurs du rein (Albarran-Imbert) ; — 8° Les tumeurs papillaires du bassinet et de l'uretère. Journ. des Prat., 1er sept. 1908 ; — 9° Ann. des mal. des org. gén. urin., mai 1909 ; — 10° Epithélioma de la partie inférieure de l'uretère. Résection urétéro-vésicale. Bull. et mém. de la Soc. de Chir., Paris, 1906.

BATTLE. — Trans. of the pathol. Soc., London, 1895.

BAZY. — Papillome du bassinet du rein gauche. Bull. et Mém. de la Soc. de Chir., Paris, 1906. — Papillome du bassinet. Néphrite hématurique. Soc. anat., juillet 1906.

BILLROTH. — Cité par Drew. *Loc. cit.*, p. 133.

Bauninger. — Beitr. z. klin. chir., 1897.

Cathelin. - Le palper du rein et de l'uretère. Revue prat. des maladies des organes gén. urin. Paris, 1907-1908.

Derevinko (de Saint-Pétersbourg). — Contribution à l'étude des néoformations papillaires (fibro-épithéliales) du bassinet et de l'uretère. Roussky, chir. Arch., 1908.

Escat (J.) et Fiolle (P.) — Un cas de papillome du bassinet. Mars. méd., mars 1910.

Drew. — Douglas villous tumour of the pelvis. Trans. pathol. Soc. London. 1897, p. 130.

Farr. — Journ. Minn. med. Assoc., 1909.

Fenwich. — Med. Soc. Trans., 1897, p. 238.

Freund. — *In* Manasse. Virch. Arch. Vol. CXLIII, 1896.

Frisch. — Collège Méd. de Vienne, 7 mars 1892 ; — Sem. Méd., 1892, p. 108.

Fuller. — Surgery of the cureter, Amer. med. Journ. urol., 1905-1906.

Fiolle (J. et P.) — Marseille Méd., 1910.

Fiolle (P.) — Voie coccypérinéale, Marseille Méd., 1910.

Gaucher. — Cancer du bassinet. Bull. de la Soc. Anat., 1881, p. 94.

Giordanno. — 1° Sur le cancer du rein. Ann. des org. gén. urin., 1892, p. 985 ; — 2° Chirurgie rénale, 1898, p. 215.

De Graenwe et Vauthey. — Epithélioma papillaire du bassinet. Presse méd. belge, Bruxelles, 1907.

Graham. — Sercoma of the pelvis. Journ. amer. med. assoc. Chicago, 1895, vol. XXIV, p. 558.

Grohe. — Deuts. Zeits. f. Chir., 1901, vol. LX, p. 1.

GOULD. — Pièce du Middlesex Museum in Morris, p. 4.

HARTMANN. — Bull. de la soc. anat., 1880, p. 576.

HEDENNIS et VALDENSTROÏN. — Arch. f. Klin. Chir., 1894, p. 357.

HECKTOENI. — Revue des sc. méd. de Hayem, 1896, p. 650.

HILDEBRANDT. — Arch. f. Klin. Chir., 1894, vol. II, p. 349.

HELB. — Cité par Fenwick.

HERESCO. — La cystoscopie appliquée à l'étude des tumeurs urétérales Ann. des org. gén. urin., juillet 1901.

ISRAEL. — Chir. Klin. d. Merenk., 1901, p. 33.

JUBENS. — Th. de Strasbourg, 1894, obs. VII.

JONA. — Contribution à l'étude des tumeurs primitives du bassinet et de l'urètre. Centralbl. f. allg. path. u. Path. anat., 1894, p. 659.

JONES. — Cité par Drew, p. 135.

KAUFFMANN. — Pyélite et urétérite polypeuses. Lehrb. d. spec. anat. path., 1896, p 627.

KOHLCHARDT. — Tumeur papillomateuse du bassinet et de l'uretère. Virch. Arch., 1897, p. 565.

KELLOCH. — Cas du musée du Middlesex hosp., cité par Morris, vol. II, p. 3.

KUNDRAT. — Intern. klin. Runds., 1891, p. 1866.

LANCERAUX. — Dict. Dechambre, art. Rein, vol. II, p. 247.

LEBERT. — Anat. path., 1861, vol. I, p. 209.

LANGE. — New-York Monats, 1891, p. 460.

LEGUEU. — Papillome du bassinet, Soc. de chir. de Paris, 2 mars 1909.

MACGORVAN. — Trans. amer. med. assoc., 1909.

MARTIN. — Tumeur du rein droit du poids de 2.200 gr. Ann. des org. gén. urin., 1897, p. 42.

MERLE. — Epithélioma végétant du rein simulant une tumeur du bassinet. Soc. anat., mars 1908.

METCHKOFF and SAFFORD. — A case of carcinomata of ureter apparenty induced by a calculus lodged in its juxta vesical portion. Amer. journ. med. sc. Philad. and New-York, 1905.

MIONI. — Epithelioma papillifferi della pelvi renale. Riv. vermet. d. sc. med. Venezia, 1907.

MONJARDINO. — Sobre chirurgica dos ureteros. Med. contemp., Lisbonne, 1906.

NELSEN. — Zïegl. Beitr., 1888, p. 279.

ORAISON. — Volumineux calcul du rein. Coexist. d'un épithélioma du bassinet. Gaz. heb. des sc. méd. de Bordeaux, 1905.

PATCHKIS. — 1° Tumeur primitive de l'uretère. Wiener klin. Wochens, mai 1910 ; 2° Sur le diagnostic des tumeurs du bassinet. Zeits. f. Urol, août 1909.

PERTHES. — Tum. du bassinet (clinique du prof, Trendelenburg). Deuts. Zeits. f. Chir., 1875, p. 215.

POLL (B.). — Un cas de tumeur villeuse multiple dans le bassinet et l'uretère. Brun's Beitr. z. Chir., 1899, p. 822.

PANTALONI. — Le papillome du bassinet. Arch. prov. de Chir., 1899, p. 2.

RAYER. — 1° Traité des maladies du rein, 1841, vol. III, p. 699. — 2° Atlas, pl. XI et XL.

ROCHE. — Maritime med. New Halifax, 1909.

REYNES. — Hématurie pseudo-essentielle. Diagn., cystoscop. Congrès intern.; Paris 1900 (sect. chir. univ.), p. 77.

RUNDLE. — Epithelioma of ureter with hydronephrose. Trans. of the path. Soc. London, 1896-1897.

RIBBERT. — In Witzell. Beitr. z. Chir. der Buchorgan. Deuts. Zeits. f. Chir., 1866.

RICKETS. — The surgery of ureter a historical review. Saint-Louis Med. Revue., 1907-1908.

RICHTER. — Cancer primitif de l'uretère droit. Zeits. f. Urol., mai 1909.

ROBBERTS et DE MORGAN. — Trans. of the path. Soc., London, 1890.

SAVARY and NASH. — Benign villous tumour of the renal pelvis. Hoemothorax. Nephrotomy. Recoverys Lancet. London, 1904.

SHATTOCK, WALSHAM, MOORE et WILKS. — Brit. med. Journ., 1888.

SCHWITZER. — A method of total excision of ureter. Saint-Paul, ing. Saint-Paul, 1905.

SUTTER. — Sur un cas de papillome de l'uretère. Soc. méd. de Bâle, avril 1910.

TICKOFF. — Un cas de papillome du bassinet. Arch. prov. de Chir., 1901, p. 143.

THORNTON. — Trans. of the pathol. Soc. London, 1885, p. 269.

TOUPET et GUENIOT. — Cancer de l'orifice urétéral du bassinet. Bull. de la Soc. anat., Paris, 1898, p. 677.

VOLCKER. — Trans. of the pathol. Soc., London, vol XLVI, p. 135.

WEHB. — Th. de Greifowald, 1893.

WALKER. — Lancet. London, 1906.

WHITE-POWEL. — Trans. of the pathol. Soc., London, 1898, p. 178.

WILBUSTSKI. — Sur un cas de sarcome primitif de l'uretère. Th. de Koenisberg, 1891.

WIRSUNG et BLISC. — In Hildebrandt. Arch. f. Klin. Chir. 1894, p. 352.

ZIRONI. — Cancer primitif de l'uretère droit. Ann. des org. gén. urin., janv. 1909, t. I, n° 2, p. 81.

SERMENT

En présence des Maîtres de cette Ecole, de mes chers condisciples, et devant l'effigie d'Hippocrate, je promets et je jure, au nom de l'Être suprême, d'être fidèle aux lois de l'honneur et de la probité dans l'exercice de la Médecine. Je donnerai mes soins gratuits à l'indigent, et n'exigerai jamais un salaire au-dessus de mon travail. Admis dans l'intérieur des maisons, mes yeux ne verront pas ce qui s'y passe ; ma langue taira les secrets qui me seront confiés, et mon état ne servira pas à corrompre les mœurs ni à favoriser le crime. Respectueux et reconnaissant envers mes Maîtres, je rendrai à leurs enfants l'instruction que j'ai reçue de leurs pères.

Que les hommes m'accordent leur estime si je suis fidèle à mes promesses ! Que je sois couvert d'opprobre et méprisé de mes confrères si j'y manque !

www.ingramcontent.com/pod-product-compliance
Ingram Content Group UK Ltd.
Pitfield, Milton Keynes, MK11 3LW, UK
UKHW020218200726
13856UKWH00004B/1469

9 782011 757319